AF573486

La Sténographie Rationnelle

Nouvelle Méthode phonétique
simple, facile,
à la portée de tous.

par

A. Goudailler
Professeur
à l'Association Philotechnique de Meaux

Prix : 2 fr

·1906·

Imp. Bastien et Georget 4 Pl. Valois

Table

Avant-Propos.

Les résultats que j'ai obtenus en enseignant la sténographie d'après mon système m'ont déterminé à donner le jour à cette méthode.

Elle est à la portée de toutes les intelligences ; les signes en sont simples et d'un emploi facile. Les quelques difficultés à vaincre étant abordées dans les premiers exercices, la façon d'écrire, loin de se compliquer, se simplifie ainsi dans la pratique.

A tous ceux qui voudront consacrer quelques exercices soutenus à l'étude de notre méthode, nous pouvons garantir un succès complet et certain.

A. Goudailler

De la sténographie.

La sténographie est une écriture spéciale qui a pour but de représenter la parole au fur et à mesure qu'elle se produit. Un bon système doit donc offrir deux qualités essentielles :

rapidité d'exécution ;

lisibilité.

Pour obtenir ce double résultat, nous avons réalisé, dans cette méthode, les conditions suivantes :

1° N'employer que des signes simples et d'un tracé facile ;

2° N'écrire que le son articulé, abstraction faite de toute règle orthographique ou grammaticale ;

3° Représenter toujours le même son par le même signe ;

4° Figurer autant que possible la syllabe par un seul signe ; l'émission orale étant essentiellement syllabique ;

5° Écrire plusieurs mots sans lever la plume.

Dans la plupart des méthodes, les deux premières conditions ont bien été envisagées, mais elles ne sont pas observées d'une façon rigoureuse. Les signes élémentaires, simples en apparence, sont en réalité trop compliqués pour permettre une vitesse appréciable ; on a recours alors à des moyens empiriques : suppression de tout ou partie des voyelles dans les mots, création de signes spéciaux pour certaines syllabes initiales ou finales, etc. On gagne un peu en vitesse, il est vrai, mais on perd beaucoup en lisibilité. Enfin, pour l'emploi des signes (mi-syllabiques, mi-alphabétiques), les règles établies sont nombreuses, surchargées de remarques et d'exceptions toujours en contradiction avec la troisième des conditions à observer.

Aussi, les tentatives faites en France pour vulgariser la sténographie sont restées jusqu'ici sans résultat.

Notre méthode ne présente aucune des difficultés d'exécution que nous venons de signaler ; les règles sont peu nombreuses et sans exceptions.

De plus, notre système syllabique, rapide et très lisible, permet d'écrire plusieurs mots à la suite sans lever la main, avantage que ne présente aucune des méthodes parues jusqu'ici.

1ère Partie
Bases de la Méthode.

Alphabet phonétique.

Avant de traduire les articulations du langage par des signes spéciaux, il convient de constituer à l'aide des caractères de l'écriture ordinaire, un alphabet à la fois assez simple et assez complet pour figurer les sons que peut émettre l'appareil vocal.

Ne tenant aucun compte des conventions orthographiques qui compliquent tant l'écriture, nous rejetterons tous les caractères inutiles, lettres à son variable, lettres formant double emploi, etc., pour ne conserver que celles qui caractérisent le mieux les sons oraux ; par contre nous ajouterons celles qui, accentuées ou groupées, sont nécessaires pour représenter certaines articulations.

Nous supprimerons :

C qui s'articule tantôt S (ceci), tantôt K (cacolet) ;

H qui n'a pas de son propre ;

Q qui forme double emploi avec K ;

Y qui a le même son que I ;

X qui se lit KS (alexandre), GZ (exercice), S (soixante) et Z (deuxième)

Nota. — Les lettres C et H réunies, serviront à figurer le son composé CH. —

Nous ajouterons :

Le son accentué É ;

Les sons composés CH, GN et LL (mouillés).

Ces modifications faites, nous obtenons l'alphabet :

a, b, d, e, é, f, g, i, j, k, l, m, n, o, p, r, s, t, u, v, z, ch, gn, ll.

Les caractères de notre alphabet doivent être divisés en deux groupes bien distincts : voyelles, consonnes.

Voyelles : .... a, e, é, i, o, u

Consonnes { simples ... b, d, f, g, j, k, l, m, n, p, r, s, t, v, z,
composées ... ch, gn, ll.

La distinction ci-dessus est importante, car le rôle des voyelles est bien différent de celui des consonnes dans la formation des syllabes et des mots. Chaque voyelle, en effet, constitue par elle-même et sans le secours d'aucune autre lettre un son complet, net et précis, qui peut être prolongé à volonté. Les consonnes, au contraire, ne peuvent s'articuler qu'accompagnées d'une voyelle ; seules, elles ne constituent qu'un son sourd, inarticulé, un murmure ou un sifflement. Pour les épeler, on les fait généralement suivre de la voyelle e : be, de, fe, etc.

La voyelle isolée peut donc former une syllabe ; la consonne, au contraire, doit toujours être accompagnée d'une voyelle.

Bien entendu nous ne nous occupons que du son

figuré, abstraction faite des règles de l'orthographe.

On sait, en effet, qu'une émission de la voix qui peut être représentée par une simple voyelle (é par exemple) prendra différentes formes orthographiques: é, ai, ch, hé, et, ée, er, ez, ed, etc.

Classement des consonnes — signes correspondants.

Les consonnes sont au nombre de 18: 15 simples et 3 composées. Dans le groupe des sons simples, nous réunissons certaines consonnes qui, ne différant guère que par la nuance forte ou faible, seront représentées par un seul et même signe sténographique simple.

Les signes des consonnes composées seront surmontés d'un point.

Consonnes.

	fortes		faibles	signe	Composées	signe
Labiales	P		B	—		
Linguales	T		D	——		
Dentales	F		V	—o		
Gutturales	K		G	⌒		
Nasales		N		⌒	GN	⌒̇
		M		⌒o		
Sifflantes	S		Z-J	◡	CH	◡̇
Liquides		L		◡	LL	◡̇
		R		◡o		

L'inconvénient de représenter deux sons par un même signe n'est pas de grande importance ; il est d'abord largement compensé par le nombre de signes à écrire qui se réduit à 9, tandis qu'il faudrait s'astreindre à en apprendre 15 si chaque consonne simple était figurée par un signe différent. De plus, l'écriture des syllabes en sera facilitée comme nous le verrons plus loin.

Cependant le raisonnement ne doit pas rester étranger au groupement de certains sons, lequel n'a pas été fait de façon arbitraire, au hasard.

Ainsi p et b se prononcent tous deux par le même mouvement des lèvres (labiales) ; t et d par le même mouvement de la langue contre le palais (linguales) ; f et v par la même position des dents supérieures contre la lèvre inférieure (dentales). Il en est de même pour k et g qui s'articulent du gosier (gutturales) et pour s, z et j qui se produisent par une sorte de sifflement (sifflantes)

Il est d'ailleurs remarquable que les sons groupés se confondent assez souvent quand ils ne sont pas articulés nettement. L'Alsacien surtout a de la difficulté à faire ressortir la nuance <u>faible</u> ou <u>forte</u> qui caractérise les lettres d'un même groupe ; il confond p et b, t et d, etc ; il dit : c'est pien pour c'est bien ; le doute devient le toute ; pour lui, un homme est krand au lieu d'être grand ; une femme n'est pas jolie, mais chôlie. Les personnes qui zézaient prononcent tous les s comme des z.

Si nous insistons, c'est que la transcription de deux sons par un seul signe pourrait, au premier abord, sembler une chose complexe et difficile ; mais si l'on procède à un examen plus sérieux de la question, si l'on se pénètre bien surtout de ce qui vient d'être dit aux deux paragraphes précédents, on reconnaîtra que la difficulté n'est qu'apparente. D'ailleurs, une écriture raisonnée comme celle que nous proposons ne peut pas plus qu'aucune autre reproduire le langage parlé avec une exactitude parfaite, d'abord parce qu'aucune langue n'est parfaite, ensuite et surtout parce qu'on ne doit pas perdre de vue le but principal à atteindre en sténographie : la rapidité.

On devra donc lire attentivement ce chapitre et le suivant qui sont la clé de la méthode.

Classement des voyelles

Directions phonétiques les indiquant

La question d'écriture des voyelles est certainement celle qui a le plus embarrassé les auteurs, celle qu'aucun d'eux n'a pu résoudre d'une façon satisfaisante au double point de vue de la rapidité d'exécution et de la lisibilité.

Dans tous les systèmes, les voyelles sont représentées par des signes particuliers, spéciaux, qui exigent un travail matériel d'écriture nécessairement long et compliqué.

Donnons comme exemple le mot sténographie ; il comprend 12 lettres. Pour le sténographier correctement selon la méthode Duployé, il faut employer 10 signes, presque autant que de lettres.

s t é n o g r a f i

Chaque consonne et chaque voyelle ayant son signe distinct, on gagne simplement deux lettres sur la syllabe finale phie qui se traduit fi.

On comprend qu'il soit difficile d'atteindre la rapidité de l'élocution en employant de tels moyens.

Nous l'avons dit, afin de gagner en vitesse certains auteurs ont imaginé de supprimer les voyelles médiales dans les mots, pour ne conserver que la voyelle initiale et la finale ; d'autres les suppriment toutes. Résultat : lecture très difficile, souvent même impossible.

L'écriture des voyelles ne sera pas pour nous un obstacle puisque nous ne les représenterons pas par des signes spéciaux, et c'est surtout ici que notre méthode va nous permettre de gagner en rapidité.

Les 6 voyelles seront classées dans l'ordre suivant :

i, é, e, o, a, u.

Ainsi disposées, elles forment une sorte de gamme harmonique allant du son aigü **i** au son grave **u**, gamme que nous pouvons figurer de cette façon :

i
é
ligne d'écriture .... e ....
o
a
u

En isolant les lignes pointillées on a, pour chaque voyelle, une direction phonétique distincte correspondant à sa position dans la gamme harmonique.

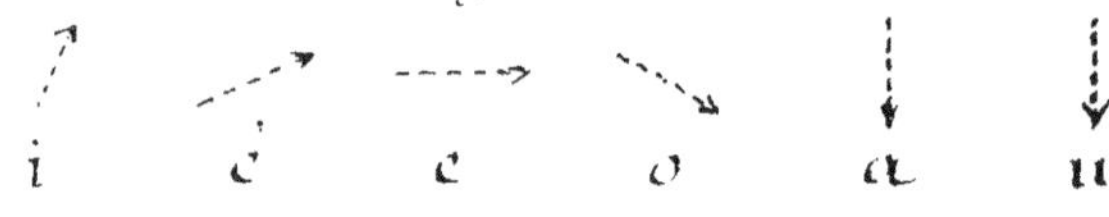

Les signes consonnes étant tous tracés dans une même direction horizontale — p-b, — t-d, ⌒ n, ‿ l, etc ; il suffit de les faire passer par les 6 directions phonétiques voyelles, pour obtenir des syllabes complètes ou des mots d'une syllabe :

consonne p	—	/	pie	/	paix	—	peu	\	pot	|	pas	|	pu
d°	d —	/	dis	/	des	—	deux	\	dos	|	da	|	du
d°	n ⌒	(	nid	(	n'est	⌒	ne	\	nos	)	na	)	nu
d°	l ◡	)	lit	/	les	◡	le	\	lot	(	las	(	lu

Nota : Quand la syllabe est en u, on appuie sur le signe.

On voit le grand avantage que nous obtenons de cette combinaison pour la simplicité et la rapidité du tracé syllabique. Aucune voyelle n'est écrite par un signe spécial, mais toutes sont clairement et nettement indiquées par la direction du tracé des signes consonnes.

En résumé, notre méthode repose sur les deux règles suivantes :

I. – Les <u>signes écrits</u> (lignes droites ou courbes) représentent les <u>consonnes</u>. Ces signes peuvent être considérés comme la charpente, la partie solide des mots.

II. – Les différentes <u>directions du tracé</u> des signes écrits indiquent les <u>voyelles</u>.

La forme et la direction des signes ont ainsi leur part distincte et respective dans la formation des syllabes et des mots ; l'association de ces deux éléments constitue la base même de notre écriture sténographique.

2e Partie

Formation des syllabes et des mots.

Alphabet sténographique.

Signes consonnes.

Nous consacrons à la représentation des consonnes 9 signes simples et 3 signes surmontés d'un point.

Signes droits	Signes courbes convexes.	Signes courbes concaves.
P-B —	K-G ⌒	S-Z-J ◡ CH ◡̇
T-D ——	N ⌒ GN ⌒̇	L ◡ LL ◡̇
F-V —ᵒ	M ⌒ᵒ	R ◡ᵒ

Chaque catégorie de signes comprend un signe de petite taille, un signe de grande taille et un signe bouclé.

Les signes des consonnes gn, ch, ll (mouillés) correspondent aux signes simples n, s, l.

Directions phonétiques voyelles.

Tout signe consonne peut être tracé dans 6 directions différentes ; chacune de ces directions détermine une voyelle :

I É E O A U

De la syllabe et de ses modifications.

Syllabe simple.

A l'état simple, la syllabe comprend une consonne suivie d'une voyelle.

Toute syllabe simple se figure à l'aide du seul signe de consonne tracé dans la direction de la voyelle qui l'accompagne.

Ainsi les syllabes Pi, Pa, Po, s'écrivent avec le signe P— tracé dans les directions i ↗, a ↓, o ↘

Ex: / pi, | pa, \ po.

Le tableau suivant présente les signes consonnes tracés dans les 6 directions voyelles.

	I	É (ē)	E (eu)	O	A	U
P-B	pie bis	paix bai	peu be	pot beau	pas bas	pu bu
T-D	ti dis	tes des	te de	tôt dos	tas das	tu du
F-V	fil vit	frais vais	feu veu	faux vos	fat va	fût vu
K-G	qui gui	qu'est gai	que gue	co go	cas gas	cu gu
N	nid	nait	ne	nos	n'as	nu
M	mie	mais	me	mot	ma	mu
S-z-j	si-zi ji	c'est j'ai	se-ze je	sot zo-jo	sa-za ja	su-zu ju
L	lit	les	le	l'eau	la	lu
R	riz	raie	re	rot	rat	rue

N'ayant recours à aucun ordre de signes spéciaux pour représenter les voyelles, nos syllabes se tracent d'un seul mouvement de main, facilement et rapidement.

Les articulations gn, ch, ll, sont figurées ci-après à leurs 6 positions syllabiques.

GN	gni	gné	gne	gno	gna	gnu
CH	chi	ché	che	cho	cha	chu
LL	lli	llé	lle	llo	lla	llu

Pour écrire un mot de plusieurs syllabes, il suffit de réunir, de souder les différents éléments syllabiques qui le composent.

pâ-té pâté ca-fé café pe-tit petit co-mé-die comédie

baisse bêche balle bâille casser cacher banne bague

Les syllabes en u se distinguent des syllabes en a par un signe renforcé.

la lu la lu débat début cela salut

Remarque.. Pour éviter que deux signes droits tracés dans une même direction ne se confondent, on lève un peu la main afin de les séparer par un petit espace blanc :

tabac bobo bébé téter diviser

Avant d'aborder l'étude des syllabes composées, il est nécessaire de se familiariser avec les syllabes simples.

Les exercices devront se faire très lentement ; on s'attachera surtout à conserver aux signes consonnes la taille et la forme qui les caractérisent, sans jamais sacrifier la correction à la rapidité. La rapidité viendra de la facilité, et la facilité ne peut s'acquérir que par un travail méthodique et soutenu.

Le tracé des signes courbes présente, au début, une petite difficulté d'exécution ; on confond souvent les signes K N M avec les signes S L R. Pour faciliter les premiers exercices d'écriture et de lecture, nous donnons, groupées, les consonnes de même forme à leurs 6 positions syllabiques.

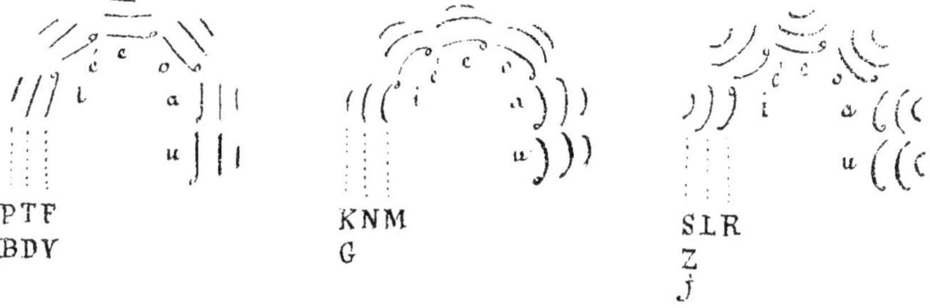

Syllabes composées.

La syllabe composée diffère de la syllabe simple en ce qu'elle contient, outre une consonne principale suivie de sa voyelle, une ou plusieurs consonnes accessoires qui la rendent soit liquide, soit nasale, soit à la fois liquide et nasale.

1º Syllabe liquide.

Lorsqu'une des consonnes R ou L vient s'ajouter aux éléments de l'articulation simple, la syllabe est liquide. Ex : La syllabe simple PI devient PRI, PLI et PIR, PIL.

L'articulation liquide se figure par un point accessoire pour R, et par un petit trait également accessoire pour L, placés de la façon suivante :

un point	souscrit pour R médial	PRI	PRÉ	PRO	PRA	PRU
	souscrit pour R final	PIR	PÈR	POR	PAR	PUR
un trait	souscrit pour L médial	PLI	PLÉ	PLO	PLA	PLU
	souscrit pour L final	PIL	PÊL	POL	PAL	PUL

Tous les signes consonnes se modifient de la même façon quand ils entrent dans une syllabe liquide. On remarquera pourtant que les liquides médiales n'affectent que les syllabes en P T F K

qui deviennent

PR	TR	FR	KR
PL	TL	FL	KL

pris prés tri très fre flot cra cru

Les liquides finales affectent toutes les syllabes :

pir ter feur qu'il nèr meurt soeur lors lard

patrie pâtir broder border presse Perse phrase farce

Les syllabes en { gu ch ll
peuvent être liquides { gueur cheur lleur
gueul cheul lleul

seigne seigneur guigne guignol pêche pêcheur miche Michel

bâille bailleur taille tailleur bille billard fille filleul

Les signes accessoires liquides doivent être écrits avec le plus grand soin. Ils peuvent se supprimer la plupart du temps dans la pratique, mais seulement lorsqu'on est bien maître de l'écriture et de la lecture et que leur absence ne peut nuire à la clarté du texte.

Cette question sera d'ailleurs examinée au chapitre des abréviations.

2°. Syllabe nasale.

La syllabe est nasale, lorsqu'elle comprend, outre ses éléments principaux, l'une des consonnes accessoires N ou M. Ces consonnes accessoires suivent immédiatement, dans la syllabe, les voyelles I, O, A, et leur donnent un même son nasal IN, ON, AN.

Les syllabes simples PI, PO, PA – deviennent alors : PIN, PON, PAN.

L'articulation nasale s'indique par un petit trait accessoire placé à la fin du signe principal de la syllabe :

Tableau des syllabes nasales.

en IN	pain	teint	faim	qu'un	nain	main	saint	l'un	rein
en ON	pont	don	fond	qu'on	non	mon	son	long	rond
en AN	pan	tant	faut	quand	nan	man	sang	lan	rang
en EN	pend	tend	vend	qu'en	n'en	ment	sent	lent	rend

Ici nous faisons une concession à l'orthographe : Le son AN s'écrit très souvent EN ; nous différencierons ces deux formes qui ne donnent qu'un seul et même son mais qui facilitent beaucoup la lecture et l'écriture.

tétant détend devant défend l'an lent quand qu'en

On écrit le signe accessoire quand la syllabe nasale est isolée ou finale d'un mot.

Isolée ...... { vin main tond long banc rang lent

Finale d'un mot { devin demain béton salon caban tyran relent

Dans tous les autres cas, on lève la main et l'on barre le signe de la syllabe nasale à l'aide du signe qui suit immédiatement dans le même mot. De cette façon on n'a pas de signe accessoire à écrire.

peinte peintre bonté conter tondu fonte manque mentir

cependant vendange contenter l'intensité confondre

Quand un signe droit nasal est suivi d'un autre signe droit tracé dans la même direction, on ne peut pas croiser le second signe sur le premier ; on écrit alors le petit trait accessoire, sans lever la main.

détente contente bandage d'indisposer bondonner tombeau

Les syllabes en gn, ch, ll, peuvent être nasales.

gagnons chanter méchant bêchons baillant taillons

3°. Syllabe liquido-nasale

La syllabe peut être à la fois liquide et nasale; elle comprend alors, comme consonnes accessoires, l'une des liquides L ou R, et l'une des nasales N ou M.

Comme la syllabe nasale, dont elle n'est d'ailleurs qu'une modification, la syllabe liquido-nasale n'affecte que les sons I.O.A.

Syllabes simples	PI	PO	PA
" nasales	PIN	PON	PAN
" liquido-nasales	PRIN	PRON	PRAN
	PLIN	PLON	PLAN

Pour indiquer l'articulation à la fois liquide et nasale, on écrit le signe accessoire nasal (un petit trait) à la place du signe liquide, c'est-à-dire au milieu du signe principal.

Tableau des syllabes liquido-nasales

RIN ou LIN	prin plin	trin	frin flin	crin clin
RON ou LON	pron plon	tron	fron flon	cron clon
RAN ou LAN	pran plan	tran tlan	fran flan	cran clan
REN ou LEN	pren	tren		

La liquidité en R ne se distingue pas de celle en L dans les liquido-nasales. Quant à l'exécution, elle est la même que pour la syllabe nasale :

1° On emploie le signe accessoire quand la syllabe est isolée ou finale d'un mot.

Isolée .... plein train plomb front grand plant prends

Finale d'un mot : refrain quatrain beuglant cadran safran reprends

2° On barre à l'aide du signe suivant, quand la syllabe liquido-nasale est dans le mot :

prince princesse trinque prompte gronder France tremper

détremper tromper détromper française tranquillité transporter fringale

Un signe droit, liquido-nasal, peut être suivi d'un autre signe droit quelconque, tracé dans la même direction. Dans ce cas (très rare d'ailleurs) le second signe ne peut pas être croisé sur le premier ; on écrit alors et le trait nasal et le point liquide. Ex :

prendre trente trombone

En résumé, les syllabes nasale et liquido-nasale ont un même signe accessoire, placé seulement de façon différente.

teint train fin frein ponte prompte gente grande

4° Syllabe sourde en OU.

Le signe accessoire des syllabes nasales et liquido-nasales, appliqué aux syllabes en U, sert à déterminer celles en OU.

Syllabes en U.	correspondantes en OU.
pu tu fu ku nu mu su lu ru	pou tou fou kou nou mou sou lou rou
bu du vu gu	bou dou vou gou
zu ju	zou jou
gnu chu llu	gnou chou llou

Liquides	Liquido-sourdes.
pru tru fru kru	prou trou frou krou
plu tlu flu klu	plou tlou flou klou
pur tur fur kur nur mur sur lur rur	pour tour four kour nour mour sour lour rour
pul tul ful kul nul mul sul lul rul	poul toul foul koul noul moul soul loul roul

Même exécution que pour les nasales et liquido-nasales, dans les mots d'une ou de plusieurs syllabes.

syllabe isolée	pou	tout	fou	cou	pour	tour trou	four	cour	sourd
finale d'un mot	debout	dégoût	Leroux		retour	débours	détour	balourd
dans le mot	poule	toupet	voulez-vous	prouvez	troupe	croute courte	tourte

En somme, les différentes modifications de la syllabe simple se déterminent par la forme et la position du signe accessoire qui accompagne le signe principal à toutes ses positions syllabiques.

syllabes simples		pi	po	pa etc
syllabes liquides	en R médial	pri	pro	pra
	en L médial	pli	plo	pla
	en R final	pir	por	par
	en L final	pil	pol	pal
syllabes nasales		pin	pon	pan
syllabes liquido-nasales		prin plin	pron plon	pran plan

Toutes les formes composées autres que celles que nous venons d'étudier, s'écrivent en plusieurs syllabes.

statue	tactique	précepte	scrupule
se-ta-tue	ta-ke-ti-ke	pré-ce-pe-te	se-cru-pule

Dans la pratique, on arrivera insensiblement à écrire avec le seul point accessoire les syllabes liquides en R et en L des mots courants pri pli, pré plé, pir pil, per pel etc.

Mais on devra toujours employer le signe spécial à la liquide L dans les mots qui pourraient présenter quelque difficulté de traduction, et dans les monosyllabes.

De la syllabe voyelle et de ses modifications.

La voyelle est un son complet ; elle peut donc former une syllabe distincte.

Ex : I-dée, E-ve, O-ser, Ame, U-ne.

Pour écrire une syllabe formée d'une simple voyelle, il suffit d'indiquer la direction phonétique qui la caractérise :

1° A l'aide de deux points quand la syllabe est <u>isolée</u> ;

2° A l'aide d'un point et du signe syllabique qui suit ou qui précède, quand la syllabe voyelle est <u>initiale</u> ou <u>finale</u> d'un mot ;

3° Par un espace blanc laissé entre le signe qui précède et le signe qui suit la syllabe voyelle, quand celle-ci est <u>dans</u> un mot.

Directions phonétiques	i	é	e	o	a	u	ou
1° syllabe isolée	y	et	eux	oh	ah	hue	ou
2° syllabe initiale	i-ci	é-té	heu-re	hô-te	â-me	u-ne	ou-tre
2° syllabe finale	pays	pi-ed	pi-eux	ca-hot	Lé-a	ba-hut	ra-oût
3° syllabe médiale	payse	pi-é-ce	pi-eu-se	ca-ho-té	thé-â-tre	ca-hu-te	a-oû-ter

On remarquera que le point initial ou final se remplace par un accent aigü dans les syllabes en U, et par un accent grave dans celles en OU.

Quant à l'exécution, elle est des plus simples: Le premier signe (point ou trait) étant écrit, lever la plume et faire un léger mouvement de main dans la direction phonétique de la voyelle à indiquer: puis tracer le ou les signes suivants. L'espace blanc laissé entre les points et les signes doit déterminer la syllabe voyelle.

Nota. — Les lignes pointillées qui accompagnent les signes, dans le tableau précédent, ont simplement pour but de rappeler les directions phonétiques placées en tête de chaque colonne.

Syllabes voyelles composées.

La syllabe voyelle peut être liquide ou nasale.

1° Syllabe liquide.

Quand la syllabe voyelle est liquide en R, on double le point indicatif de la direction phonétique.

(a) syllabe initiale:

simple — image aisé oeuvre homme âme une

liquide — Irma berser heurter orme arme urne

(b) syllabe finale:

simple — obéi pied lieu cahiot Lia

liquide — obéir tiers lieur cahiers liard

Quand la syllabe est liquide en L, on remplace le 2° point par un petit trait.

almée alterner fiel miel ciel réel

(C) Syllabe médiale :

A l'état simple, la syllabe médiale s'écrit sans point accessoire ; pour indiquer l'état liquide, on placera un point unique entre les deux signes écrits et dans la direction phonétique voyelle :

simple pièce piété cabote réapparaît

liquide tierce fierté coborte réarmer :

Plusieurs syllabes voyelles peuvent se suivre immédiatement ; on emploie alors le nombre de points nécessaires pour indiquer les directions phonétiques.

haï haïr haïssez ohé Liao broubahia

2° Syllabe nasale.

Quand la syllabe voyelle est nasale, on emploie le petit trait accessoire des nasales ordinaires. Il se place comme les points liquides.

Syllabe isolée in on an en

" initiale Inde honte hante entrée

" finale bien lien liant client

" médiale. — La syllabe nasale étant entre deux signes écrits, le trait accessoire sera accouplé au signe qui le suit immédiatement :

prendrez bientôt lionceau fiancée réemballer.

3e Partie.

Règles pratiques et abréviations.

Les règles que nous allons indiquer ont pour but de faciliter et d'abréger l'exécution graphique ; elles découlent naturellement des signes que nous avons étudiés et peuvent se résumer ainsi :

1° Modification ou déplacement de certains signes ;

2° Simplification dans le tracé des signes de même forme qui se suivent et s'enchaînent naturellement ;

3° Resserrement de l'écriture.

Ces modifications ne nuisent en rien à la clarté de la lecture. Néanmoins, on ne devra les étudier que lorsqu'on sera parfaitement maître de l'écriture correcte.

Règle d'écriture des monosyllabes voyelles.

Certains monosyllabes voyelles d'un emploi fréquent seront représentés par un seul signe placé soit au dessus de la ligne d'écriture, soit sur cette ligne, soit au dessous.

il / elle — et — est — eu (avoir) — où — un — en — on

il est grand — elle est grande — Pierre et Paul — l'homme ou la femme

Syllabes liquides qui se suivent.

Quand deux syllabes liquides se suivent, supprimer un point sur les deux à écrire; placer le point conservé à l'angle des deux signes syllabiques.

au lieu de :

partir pordeur sortir verdir traître tertre prendre

on écrira :

Syllabe RE, RÉ, initiale d'un mot.

En tête d'un mot, on ne conserve que la boucle du signe R :

au lieu de

repartir retenir repus ressentir répondre

on écrira

Il ne faut employer cette abréviation qu'avec beaucoup de circonspection dans les initiales RI, RO, RA, RU sans quoi on tomberait dans le défaut de toutes les méthodes, l'illisibilité. Dans tous les cas où il pourrait y avoir doute à la lecture, écrire le mot en entier.

Quand la syllabe initiale en R est nasale, elle s'écrit :

rentré rampez rompre rendu rincé réintégrer réimposer

Répétition des signes droits ou courbes, simples ou bouclés.

Règle. – Tracer d'un seul mouvement de main les signes de même forme qui se suivent dans une même direction.

au lieu de : de te ne me le re me me

on écrit :

La règle ci-dessus ne s'applique pas aux signes de petite taille qui doivent toujours conserver leur forme distincte et lisible bébé papa tabac cesser.

1° signes simples. – Tracer sans lever la main, doubler nettement la longueur du signe simple :

fatidique têter de te d'autorité (il) tâta statue

Ninive Paganini n'honorez-pas ananas

l'Illyrie l'élégance le lolo la latitude l'allumette

Lier l'article le, la ou les au nom qui suit chaque fois que cela est possible.

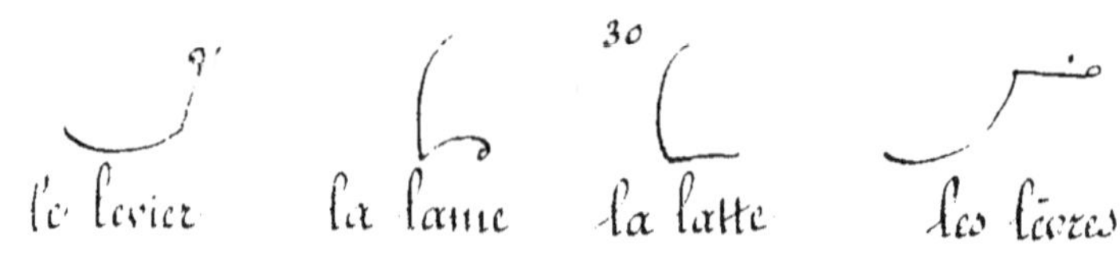

le levier la lame la latte les lèvres

2°. – Signe simple suivi d'un signe bouclé. – Même exécution.

diviser divinité défection devenir d'avaler Duval

n'imitez pas Némésis ne me... Numa Namur

lyrique les régates le retard l'aurore l'arabe la rue

3°. – Signes bouclés. – Deux mêmes signes bouclés se suivant, doubler simplement la grandeur de la boucle en conservant au signe même sa taille ordinaire.

vivipare vivisection veuf veuve vos volontés Vavasseur

Mimi vous m'imitez m'aimez-vous où me menez-vous maman.

Les articulations Ri-Ri, Ré-Ré, etc sont très rares. (Voir aux extensions).

Extension de la signification des signes répétés.

Les abréviations que nous venons d'étudier avaient toujours trait à deux signes de même forme suivis d'une même voyelle ; par extension, on écrira de la même manière deux signes de même forme dont le dernier est suivi de la voyelle neutre E.

Le tracé se fera, bien entendu, dans la direction voyelle de la première syllabe.

La signification abréviative sera donc double :

1°.– Deux signes écrits dans une même direction se liront avec la même voyelle ;

2°.– Le deuxième de ces signes se lira avec la voyelle neutre E.

– 1°. Signes simples.

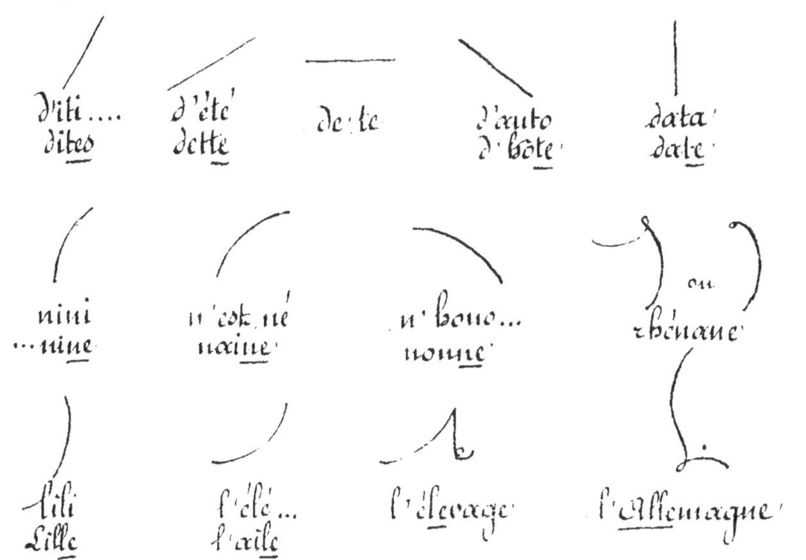

– 2°. Signe simple suivi d'un signe bouclé.

active développer étoffe d'avenir tu venais

c'limes je n'aime que vous tu le nommes n'amenez !...

lire l'aire alors l'arc Lure

– 3°. Signes bouclés.

vive fève veuve fauve faveur ta faveur

mime même momerie qui m'amenez-vous là ?

rire le rire boraire aurore très rare

---

honoraire pantomime circulaire vous dites d'atteler

Signes accessoires.

Quand les signes abrégés sont accompagnés de signes accessoires, placer ces derniers de telle sorte qu'ils soient toujours lisibles et qu'ils indiquent parfaitement la syllabe qu'ils modifient.

tarte   d'âtre   d'être   traite traiter   d'autre   trotte

tartare   ne meurt   n'arme pas   le leur   n'orne pas.

Remarques.

Certaines syllabes lignes courbes, en E, précédées ou suivies de syllabes en I ou en A s'enchaînent naturellement ; on les écrit d'un seul mouvement de main tout en conservant la direction voyelle propre à chacune d'elles.

au lieu de ... ou ... canine   ... ou ... Nîmes   le lit   le riz

on préfèrera

au lieu de   il ne nage pas   tu ne m'as pas dit   ... ou ... l'arc

on préfèrera

Bien remarquer que le signe simple donne un quart de cercle, et les deux signes qui se suivent, un demi-cercle:

Certains signes courbes de petite taille s'enchaînent également bien entre eux ou avec ceux de grande taille:

crique — que cache-tu — ceci — sa scie — saxse

quine — crime — sale — salé — lasse

nique — que n'as-tu... — que m'as-tu... — ce lit — salit

En principe, on doit s'attacher à rester très lisible dans les mots d'une ou de deux syllabes. Dans les mots de plusieurs syllabes, on sacrifiera nettement la correction à la rapidité et à la facilité d'exécution.

On abrègera les termes d'un usage fréquent:

pour: photo / photographie — sténo / sténographie — auto- / mobile — vélo- / cipède — etc:

Pour faciliter l'écriture, on changera ou on néglige certaines syllabes:

lisibilité (i i) — défenestrement (i i) — l'indiscrétion (s) — l'exécution / l'exé... — statistique (s)

Resserrement de l'écriture.

Nous abordons le dernier principe abréviatif : écrire plusieurs mots sans lever la plume.

Cette façon d'écrire, spéciale à notre méthode, présente un avantage incontestable au point de vue de la rapidité d'exécution. La suppression des voyelles, dans les méthodes les plus connues, rend impossible l'application de ce procédé d'abréviation si simple.

1°. Réunir certains monosyllabes d'un emploi fréquent.

Que : que je — que tu — q. nous — q. vous — q. le — q. les — q. la

ce : ce que je — c. q. tu — c. q. nous — c. q. vous — c. q. le — c. q. les — c. q. la

de : de ce que je — d. c. q. tu — d. c. q. nous — c. q. tu dis — c. q. vous dites

de cette — c. q. j. sais — c. q. t. sais — c'est c. q. j. vous disais

2°. – On a déjà vu que nous réunissons l'article et la négation au mot qui suit, quand ils s'enchaînent bien

la latitude — l'éléphant — les lèvres — la lune — l'iris

le reçu — la race — les rêves — n'imitez pas — n'honorez que les...

3°. – Autant que possible indiquer par le simple rapprochement des signes les monosyllabes : et, est, à, as, au, aux, etc.

l'homme et la femme — tu es très aimé — il va à Paris et à Reims

tu es irrité — tu as hérité — il a été alité — aider et être aidé

je vais au pays — ce monument est très haut — Le théâtre est beau

En principe il faut enchaîner les signes et serrer la phrase de près, tout en évitant de sortir par trop de la ligne d'écriture.

Pour ces derniers paragraphes, nous ne posons pas de règles absolues ; nous nous contentons de donner quelques exemples qui mettront sur la voie de quantités d'abréviations que la pratique et la facilité peuvent seules autoriser.

En préparation :

Exercices progressifs pour faciliter l'étude de la méthode.

S'adresser à l'auteur 171, Faubourg St Martin.

www.ingramcontent.com/pod-product-compliance
Lightning Source LLC
LaVergne TN
LVHW050502160826
845677LV00003B/885